Sergio Enrique Zayas Puig
Ana María Puig Vello

Diagnóstico precoz del Síndrome Metabólico en la Atención Primaria

Sergio Enrique Zayas Puig
Ana María Puig Vello

Diagnóstico precoz del Síndrome Metabólico en la Atención Primaria

Una necesidad social

Editorial Académica Española

Imprint

Any brand names and product names mentioned in this book are subject to trademark, brand or patent protection and are trademarks or registered trademarks of their respective holders. The use of brand names, product names, common names, trade names, product descriptions etc. even without a particular marking in this work is in no way to be construed to mean that such names may be regarded as unrestricted in respect of trademark and brand protection legislation and could thus be used by anyone.

Cover image: www.ingimage.com

Publisher:
Editorial Académica Española
is a trademark of
Dodo Books Indian Ocean Ltd. and OmniScriptum S.R.L publishing group

120 High Road, East Finchley, London, N2 9ED, United Kingdom
Str. Armeneasca 28/1, office 1, Chisinau MD-2012, Republic of Moldova, Europe
Managing Directors: Ieva Konstantinova, Victoria Ursu
info@omniscriptum.com

Printed at: see last page
ISBN: 978-620-0-03485-4

DIAGNÓSTICO PRECOZ DE SÍNDROME METABÓLICO EN LA ATENCIÓN PRIMARIA DE SALUD. UNA NECESIDAD SOCIAL.

Introducción

El Síndrome Metabólico (SM) constituye un problema de salud pública a nivel global. En los últimos años se han realizado investigaciones que contribuyen al conocimiento del tema. La identificación precoz de personas con SM es un imperativo moral, médico y económico-social que no se debe soslayar. El diagnóstico temprano de esta afección permite aplicar intervenciones precoces para propiciar cambios a estilos de vida saludables, así como tratamientos preventivos que impidan la aparición de complicaciones cardiovasculares y metabólicas.

En 2005 la National Health and Nutrition Examination Survey (NHANES) de EE.UU. publica en un estudio que la prevalencia global del Síndrome Metabólico es del 23,7%. Dicha prevalencia aumenta con la edad, y oscila entre el 6,7% en las personas de entre 20 y 29 años y el 43,5% en las personas de entre 60 y 69 años. Esta investigación arroja diferencias en cuanto a criterios étnicos, y se registra una mayor prevalencia global entre estadounidenses de origen mexicano[1].

En Argentina se identifican frecuencias que oscilan entre el 45,7 % y el 55,2 % [2]. En Colombia y Chile, casi uno de cada cuatro adultos presenta SM (22 % y 23% respectivamente), sin mostrar diferencias significativas entre el sexo [3,4]. También se afirma que el SM es común en los adultos de mediana edad y mayores, y el predominio del mismo en estos últimos puede oscilar entre el 30 % y 50 % en estudios poblacionales realizados en Japón [5]. En España, en 2009, se comunica una prevalencia del SM para diabéticos tipo 2, entre 63,2 % y 81,1 % según varios autores [6].

Por otra parte, el SM implica un aumento del riesgo de sufrir enfermedades cardiovasculares, en pacientes con o sin antecedentes de acontecimientos cardiovasculares. La enfermedad cardiovascular y sus complicaciones, como resultado de la aterosclerosis, constituyen la causa principal de morbilidad y mortalidad entre los pacientes con Diabetes Mellitus tipo 2. El SM constituye, por tanto, uno de los principales problemas, no solo para los pacientes diabéticos, sino para la población en general [4,6].

Un primer acercamiento en Cuba a la prevalencia del SM en adultos, fue publicado por Benet y colaboradores, obteniendo una prevalencia aproximada al 18 % [8], lo que apunta a la necesidad de atender este tema de manera inmediata. En 2005 Morejón y colaboradores determinan que la prevalencia en un área de salud de Cienfuegos alcanzó el 21 % [9]. Las investigaciones en el país sobre SM son insuficientes y están basadas más en la asociación de factores de riesgo[7] que en estudios poblacionales, la provincia Granma y el municipio Manzanillo no escapan a esta realidad.

Los pacientes con Síndrome Metabólico tienen una mayor probabilidad de enfrentar problemas de índole social, en relación con individuos que no experimenten la existencia de un padecimiento crónico, toda vez que exige de quienes lo padecen, readecuaciones en sus estilos de vida.

Algunos de estos problemas de orden social que pueden interferir en la adecuada conciliación del autocuidado y las exigencias terapéuticas para lograr un buen control metabólico, se resumen en la necesidad de cambios de horario para la alimentación, tipo de alimentos a consumir, interferencia de la actividad laboral o estudiantil para el cumplimiento del tratamiento, o viceversa, tipos de puestos de trabajo y limitaciones en la realización de esfuerzo físico; los cuales -a su vez- pueden generar en los pacientes y otros actores sociales (familia, compañeros de trabajo y/o estudio, amigos) que comparten el mismo contexto social, sentimientos de dependencia, minusvalía, sobreprotección y/o rechazo.

En este sentido, la atención a las personas con Síndrome Metabólico se debe realizar dentro de un sistema de atención multidisciplinaria que ponga igual énfasis en el cuidado clínico, la educación terapéutica continuada y el trabajo social, con el fin de identificar y atender las dificultades que estas personas afrontan o perciben en el desarrollo de su vida diaria, todo lo cual se traduce en el mejoramiento de su calidad de vida y en un óptimo control metabólico, sin menoscabo del desarrollo de su vida diaria y del sentimiento de bienestar general.

El diagnóstico precoz del SM constituye un arma poderosa en las manos del médico de la familia en la promoción de estilos de vida saludables, prevención de complicaciones y mortalidad, disminución de los años de vida potencialmente perdidos por eventos fatales, elevación de la calidad de vida y mayor satisfacción de la población con los servicios de salud que se le brindan, y disminución de los costos de la atención en el nivel secundario. Por lo que se identifica como **problema CTS**: necesidad social del diagnóstico precoz del Síndrome Metabólico en la atención primaria de salud. Para abordar esta problemática y contribuir a mejorar la calidad de vida de la población, el **objetivo CTS** de la presente investigación es: reflexionar en torno a la necesidad social del diagnóstico precoz del Síndrome Metabólico.

Desarrollo

¿Qué es la ciencia?

Para la mayor parte de la gente, la ciencia es eso que hacen los «hombres de ciencia», lo que nos permite «conocer científicamente la realidad», tal cual es, lo que nos ayuda a ir más allá de nuestras posibilidades. Para los científicos, la Ciencia es una sistematización de hechos observados o experimentados.

Para llegar a un concepto adecuado para definir la ciencia se parte del análisis de tres definiciones que se expresan a continuación: la ciencia es un sistema de conocimientos objetivos, probados y expresados en leyes; la ciencia como forma de la conciencia social; y la ciencia como una fuerza productiva directa.

La ciencia como un sistema de conocimientos objetivos, probados y expresados en leyes

Este concepto se basa en experiencias, observaciones y hechos, demostrando que la naturaleza es perfecta y ordenada, por lo que la ciencia debe buscar el orden y la regularidad, por eso se expresa en leyes. Esta definición también expresa que los investigadores están constantemente generando conocimiento, donde siempre influye de distintas maneras la forma de pensar y los intereses del sujeto.

El nivel que alcance el conocimiento, depende de las capacidades humanas del sujeto, del desarrollo científico de la época y sus medios, que pueden ser modificados en un futuro donde exista mayor nivel teórico y otros medios para concluir ese conocimiento.

Lo anterior indica que el hombre trabaja con conocimientos que están sometidos a probabilidades y el alcance de quienes los elaboran, por tanto no son completos, lo que nos demuestra las limitaciones de esta definición de ciencia.

La ciencia como forma de la conciencia social

Constituye un sistema históricamente formado de conocimientos ordenados cuya veracidad se comprueba y puntualiza constantemente en el curso de la práctica social. La fuerza del conocimiento científico radica en el carácter general, universal, necesario y objetivo de su veracidad.

Esta definición se basa en el aspecto gnoseológico de la ciencia y expresa la forma en que la ciencia refleja las condiciones de vida material de la sociedad. No aclara cómo la ciencia tiene influencia sobre la base económica de la sociedad, limita la ciencia a un conjunto de ideas.

La ciencia como fuerza productiva directa

Esto significa que:

1. Los adelantos científicos se materializan en la técnica y tecnología de avanzada.

2. Los logros científicos se materializan en el hombre productor, en sus conocimientos, capacidad y experiencia profesional.

3. El trabajo científico penetra más y más en la esfera de la producción material, se convierte en trabajo productivo.

Esta definición tiene como limitante que sólo es aplicable a las ciencias que están vinculadas al proceso productivo, dejando fuera el resto de las ciencias, como son las sociales, culturales, humanísticas, pedagógicas, etc.

Después de este análisis se puede arribar a una definición que de alguna forma se acerque lo más posible a los distintos aspectos relacionados con la ciencia y para ello se asume lo enunciado por Max Kröber en 1986: "La ciencia es una actividad que produce resultados que se expresan en conocimientos, y debe ser concebida como una práctica social que está dirigida a la producción, difusión y aplicación de conocimientos" [10].

¿Qué es la tecnología?

En la obra Cuba, Amanecer del Tercer Milenio se define: se entiende por Tecnología el resultado de relacionar la técnica con la ciencia y con la estructura económica y sociocultural a fin de solucionar problemas concretos. Teniendo en cuenta que la tecnología está íntimamente vinculada a la estructura sociocultural, lleva implícita ciertos valores, y se puede decir que no es ni social ni políticamente neutra.

En la obra de Jorge Núñez Jover: La Ciencia y la Tecnología como procesos sociales se define:

La tecnología debe ser vista como un proceso social, una práctica, que integra factores psicológicos, sociales, económicos, políticos, culturales, siempre influidos por valores e intereses [11].

Como herramienta fundamental en la aplicación de la ciencia se encuentra la tecnología, la cual debe ser vista como un proceso social. Es el resultado de relacionar la técnica con la ciencia y con la estructura económica y socio-cultural a fin de solucionar problemas concretos. De ahí que estos conceptos de ciencia y tecnología se complementen desapareciendo los límites entre ellos [11].

Existe una relación dialéctica entre la ciencia, la tecnología y la sociedad, pues los avances y descubrimientos científicos, expresados en productos tecnológicos, influyen en el desarrollo de la sociedad, y a su vez la sociedad va demandando a la ciencia, mediante sus aspiraciones y necesidades, nuevas soluciones a los problemas de la vida cotidiana.

De acuerdo con el uso social que se le de a la ciencia y la tecnología, puede contribuir a la solución de múltiples problemas o engendrar y profundizar problemas existentes o nuevos de difícil solución. Estos problemas que se dan en el seno de la sociedad y que necesitan el accionar de la ciencia y la tecnología constituyen los problemas sociales de la ciencia y la tecnología. Los problemas sociales de la ciencia se caracterizan por su objetividad, especificidad, contrastabilidad empírica, significación e impacto social [11].

- La contrastabilidad empírica se relaciona con los términos incluidos en la formulación del problema, los cuales deben ser definidos de forma que permitan el trabajo directo del investigador en la búsqueda de información y la experimentación.

- La objetividad expresa que todos los problemas tienen que responder a una necesidad real de la sociedad.
- La especificidad indica que es necesario determinar el objeto de estudio de la investigación y las condiciones particulares que más interesan.
- La significación social expresada en que todo problema debe tener una repercusión en el ámbito social con vistas a despertar el interés del investigador en la búsqueda de una solución.
- La vulnerabilidad es el reflejo de las condiciones que determinan las debilidades de la sociedad para ser afectada por un determinado problema [11].

La sociedad humana está condicionada por el desarrollo científico y tecnológico, los progresos en esta rama han influido radicalmente en la modificación de la relación del hombre con la naturaleza y la interrelación de los propios hombres.

A partir del gran desarrollo que ha alcanzado la sociedad y con la aplicación de la Revolución Científico Técnica que antes era considerada un elemento privativo de los años 30, en la actualidad es reconocida en todo el mundo científico; sobre todo en la esfera política como característica dominante de nuestra época e implica grandes cambios en el mundo de la vida humana.

Se conoce como Revolución Científico Técnica al cambio cualitativo radical que se produce en las fuerzas productivas provocado por el desarrollo de las ciencias, la técnica y la tecnología como proceso único; es un fenómeno complejo condicionado económica y socialmente, manifestación y reflejo de la estrecha interrelación que existe en la sociedad, entre la esfera material y espiritual.

El hombre haciendo uso de la Revolución Científico Técnica se basa en la aplicación de la ciencia como instrumento para satisfacer sus necesidades más elementales, de este modo garantiza el logro efectivo de sus objetivos, pues le permite enfocar las soluciones a sus problemas con un carácter científico y objetivo.

Los adelantos de la Revolución Científico-Técnica han llegado también a las Ciencias Médicas y particularmente a la Endocrinología con fuerza en los últimos años. El impetuoso avance que se ha venido observando en el desarrollo científico-técnico en el país y que está condicionado por la conjugación de los resultados de la revolución científico-técnica con los logros de la Revolución Cubana, unido también al incremento de la colaboración internacional y a los cambios producidos en el estado de salud de la población, posibilitan el auge de estas actividades en la esfera de salud y hacen que este desempeñe el papel que le corresponde en el salto cualitativo que da la salud en estos años[12].

De este modo los institutos de investigación dan un gran impulso al desarrollo de la docencia de posgrado y a la investigación aplicada, y se incrementa esta última cada vez más hasta llegar a ser en algunas de estas unidades su actividad fundamental. Uno de los primeros institutos nacionales creados por la Revolución Cubana es el de Endocrinología y Enfermedades Metabólicas, lo que abre un universo de posibilidades en el estudio de estas patologías.

¿Qué es la Endocrinología?

La Endocrinología abarca el estudio de las glándulas y de las hormonas que estas producen. El término endocrino fue acuñado por Starling para marcar el contraste entre las hormonas de secreción interna (endocrinas) y las de secreción externa (exocrinas) o secretadas hacia una luz como, por ejemplo, las del aparato digestivo. El término hormona procede de una frase en griego que significa "poner en movimiento" y describe las acciones dinámicas de estas sustancias circulantes que despiertan respuestas celulares y regulan los procesos fisiológicos a través de mecanismos de retroalimentación.

A diferencia de lo que sucede en otras especialidades médicas, no es posible definir la endocrinología siguiendo líneas anatómicas estrictas. Las glándulas endocrinas clásicas (hipófisis, tiroides, paratiroides, islotes pancreáticos, suprarrenales y gónadas) establecen amplias comunicaciones con otros órganos a través del sistema nervioso, las hormonas, las citocinas y los factores de crecimiento.

Además de sus tradicionales funciones sinápticas, el encéfalo produce una amplia gama de péptidos hormonales que constituyen la base de la disciplina de la neuroendocrinología. Mediante la producción de factores liberadores hipotalámicos, el sistema nervioso central ejerce una importante influencia reguladora en la secreción de las hormonas hipofisarias.

Es evidente que las hormonas y los factores de crecimiento desempeñan un importante papel funcional en todos los sistemas orgánicos. Aunque los endocrinólogos no suelen intervenir en la administración de hormonas o factores de crecimiento utilizados para tratar enfermedades de otras especialidades (p. ej., cardiología, hematología), los principios de la endocrinología también pueden aplicarse en estos casos, insistiendo en el impacto ejercido por la endocrinología en otras múltiples disciplinas.

Debido a la prevalencia de muchos trastornos endocrinológicos entre la población adulta, gran parte de ellos son diagnosticados y tratados por médicos internistas, de familia u otros profesionales de atención primaria. La elevada prevalencia y la repercusión clínica de determinadas enfermedades endocrinas justifica la búsqueda de sus características en las exploraciones físicas habituales.

El desafío de vivir con enfermedades endocrinas. Impacto desde los contextos biopsicosocial, cultural y de género

Las enfermedades crónicas son consideradas como uno de los acontecimientos vitales que mayores demandas implican en términos de recursos físicos, psicológicos y sociales. Su larga duración, la intensidad de los cambios corporales que producen, las modificaciones que acarrean en áreas de vida significativas, el carácter novedoso de la mayoría de estos cambios, y las demandas que implican en cuanto a modificación de los estilos de vida del individuo, incluso sobre el sentido de sí mismo/a, convierten el vivir con estas enfermedades en un verdadero reto.

Gran parte de las enfermedades endocrinas quedan incluidas dentro de la definición de enfermedades crónicas no transmisibles; por tanto, comparten dichos desafíos, además de otros relacionados con las manifestaciones particulares de la enfermedad, su impacto sobre el cuerpo y la psiquis de la persona, sus significados sociales, y las interacciones que demandan en los espacios de salud.

Como todo proceso de enfermedad crónica, las enfermedades endocrinas rebasan los marcos institucionales sanitarios para abarcar la vida cotidiana del ser humano. Ello significa que, desde sus primeras manifestaciones, comienzan a expresarse en las particularidades de las dinámicas que se juegan a lo interno del contexto social del individuo: en la comunidad, en las relaciones interpersonales, en el trabajo, en la familia, en la pareja, en su sexualidad. Por ello, no es infrecuente encontrar que la búsqueda de ayuda profesional esté mediada por la percepción del "otro" acerca del estado corporal y psíquico del individuo, y por cómo los cambios que comienzan a vivirse se expresan en las interacciones sociales.

No obstante, aparecen ciertas diferencias en cuanto al momento, la forma y las vías transitadas en la búsqueda de ayuda, lo que parece estar relacionado con aspectos como: el grado de información sobre la salud y sus cuidados, las redes de apoyo social, los significados que se atribuyen a las manifestaciones psíquicas y corporales, al momento del ciclo de vida en que se encuentre la persona, la economía personal y familiar, la accesibilidad a servicios de salud, y al enfoque de género.

Respecto a esta última dimensión se encuentra una relación estrecha entre el sostenimiento de construcciones tradicionales de género y las particularidades de los procesos de salud vividos (Ledón et al 2004). Para los varones, por ejemplo, el no reconocerse como sujetos de salud conduce comúnmente a una demora en la búsqueda de ayuda profesional, lo que a su vez conlleva a una profundización en las manifestaciones corporales de la enfermedad, con sus consecuentes impactos a nivel psicosocial. Este último hecho, a su vez, les hace sentir en peores condiciones para cumplir con las expectativas y roles socialmente adjudicados desde la construcción de sus masculinidades.

Respecto a las mujeres, las decisiones de búsqueda de ayuda se relacionan con el imperativo de cumplir con los roles de cuidado familiar, así como con la vivencia de los cambios corporales. No obstante, no pocas veces dicho imperativo también retrasa la búsqueda de atención en salud: las particularidades del entorno cotidiano familiar y de los roles asignados (el cuidado de los hijos/as, de las personas ancianas, de los varones de la familia, la doble y triple jornada laboral) tienden a complejizar y también pueden retrasar la construcción de las manifestaciones como síntomas y la búsqueda de ayuda calificada.

De cualquier manera, lo más usual es que mujeres y hombres lleguen conscientes al servicio de salud de que han estado sujetos a cambios físicos y psíquicos, a veces ostensibles, intermediarios en sus interacciones y desempeños habituales, y para los cuales pueden no haber encontrado explicaciones claras, ni siquiera en los propios servicios de salud. Sienten que su funcionamiento corporal no es "normal", y este significado se va construyendo como uno de los ejes fundamentales en la vivencia de un proceso de reestructuración de sus identidades (Ledón et al 2004).

La ausencia de argumentos consistentes para explicar dichos cambios, a veces durante largos períodos de tiempo, va dando forma a la aparición de incertidumbres, temores, dudas y secretos, que vienen a profundizar el desajuste psíquico que, el propio proceso de enfermedad condiciona debido al estrecho vínculo entre los sistemas psico-neuro-endocrinos. Esto no limita la construcción personal de posibles causales para los procesos vividos, los mismos van a estar a la espera de confirmación o negación a partir de los argumentos biomédicos, considerados desde el contexto médico lo "verdadero", porque "los médicos y la ciencia son los que saben".

Dichas construcciones usualmente consiguen un estado de "cohabitación pacífica" con la información brindada por los/as proveedores/as de salud, con los que si bien no tienden a entrar en contradicción, más bien son sensibles de ajustarse, aportan riqueza por estar construidas a partir de las experiencias vitales y culturales de los sujetos, y de los ejes de sentido de mayor significación en sus vidas.

A continuación se analiza el "proceso de construcción" del origen de la enfermedad por los sujetos, como resultado del proceso activo de búsqueda de una racionalidad, coherencia y evolución de las experiencias vividas. "¿Qué me sucede?" Según las narrativas de los pacientes el diagnóstico es uno de los momentos más impactantes de la enfermedad, pues marca el inicio de una nueva etapa de vida dentro de la cual se comienzan a reestructurar las dinámicas en los diversos espacios de vida (desde el sentido de "cronicidad"), y a construirse y manipularse nuevos sentidos (como la noción "cuidados de la salud").

Al parecer, uno de los factores que median el impacto del diagnóstico está relacionado con el nivel de información o conocimiento acerca del proceso concreto de enfermedad y sus particularidades, en general las personas revelan con mucha frecuencia que llegan a ese momento con un grado de desconocimiento importante de la enfermedad y de sus atributos básicos; aún para quienes enfrentan afecciones como la Diabetes Mellitus, que constituye una enfermedad de gran difusión social.

En estas personas se suele presentar una combinación particular entre creencias y mitos que, o bien se centran en subestimar y desacreditar la enfermedad y su impacto ("eso no es nada"), o bien en asociarla a ultranza con las denominadas "complicaciones" (ceguera, amputación de miembros inferiores e insuficiencia renal), ante lo cual las respuestas suelen ser temor, falta de control y sensación de vulnerabilidad, con un efecto "paralizante" sobre el uso de recursos de afrontamiento centrados en la solución de la situación. La información y el conocimiento sobre las formas más saludables de convivir con diabetes y de lograr el control metabólico sistemático comúnmente están ausentes.

El impacto es mucho mayor en pacientes con diagnósticos como acromegalia, síndrome de Cushing, hipo e hipertiroidismo (conocidas comúnmente en términos de "tiroides"), hiperprolactinemia, feocromocitoma, enfermedad de Addison, enfermedades "raras", entidades muy "encapsuladas" dentro del campo científico, biomédico y de la endocrinología más particularmente, cuya difusión hacia otros espacios prácticamente es nula por lo cual los saberes populares aún no se han apropiado de ellas.

No es de extrañar, entonces, el sentido de desorientación de los sujetos en las primeras etapas de interacción con estas enfermedades, de ahí que sea de importancia vital que los/as proveedores/as encargados de sus procesos de atención dediquen tiempo a compartir información básica comprensible y a procesar significados y creencias relacionadas con el proceso de enfermedad. Constituye uno de los pasos iniciales, que el sujeto y su familia, estructuren el padecimiento y sus posibles causales desde una lógica racional como parte de sus historias de vida, incidiendo positivamente en la asunción de los cuidados de salud.

Otro aspecto importante relacionado con el impacto del diagnóstico es el carácter crónico de estas enfermedades: pues el sujeto debe asimilar no solo el hecho de que convive con una enfermedad relativamente poco frecuente, sistémica, que implica a veces tratamientos invasivos y complejos; sino sobre todo, que dicho padecimiento lo acompañará por el resto de su vida.

La transición de ser supuestamente sano/a a estar y "ser" enfermo/a, deja huellas importantes en las áreas de vida tanto en féminas como en varones, especialmente en la definición de sí mismo/a(s) por lo que es muy común encontrar la construcción del debut y diagnóstico de la enfermedad en términos de hito: a partir de los cuales se hace referencia a un "antes" lleno de remembranzas positivas y construido desde un sentido de libertad; y un "después" caracterizado por el constreñimiento, las limitaciones, las preocupaciones de salud y respecto a su integridad.

Existe además un cuestionamiento personal, que no pocas veces trasciende la información científica a la que se accede: "¿Por qué a mí?", es decir, la construcción por parte de los sujetos del origen o génesis del proceso de enfermedad.

Obviamente aquí hay diferencias, esta construcción del origen de la enfermedad en términos de herencia o legado (Ledón et al 2004), permite estructurar una especie de continuidad familiar en términos de salud y, de alguna manera, integrar con algún nivel de coherencia la experiencia de la enfermedad a sus propios procesos de vida.

Las personas sin antecedentes familiares de enfermedades endocrinas, se centran casi totalmente en ubicar el origen de su enfermedad como resultado de elementos externos: circunstanciales, o basadas incluso en el destino.

La mayoría de los pacientes ubican alrededor del debut de la enfermedad experiencias vitales especialmente demandantes de recursos individuales, donde el sentido de pérdida (divorcios o conflictos de pareja, cambio de trabajo, vivienda, pérdidas económicas entre otras) tienen un rol esencial que en general, ubican a los sujetos en situaciones de vulnerabilidad.

Desde las construcciones de los pacientes acerca de su "padecimiento", la aparición del mismo casi siempre aparece mediado por procesos y determinantes de carácter psicosocial, aún ante la existencia de predisposiciones biológicas: la génesis entonces del proceso de enfermedad tiende a construirse en términos generales, como "adquirido" (Ledón et al 2004).

¿Qué es el Síndrome Metabólico?

El concepto de Síndrome Metabólico (SM) o agrupación de factores asociados a mayor riesgo cardiovascular viene gestándose desde hace mucho tiempo. Como expresaran Alberti y cols.[13], la primera descripción corresponde a Kylin en 1923 cuando define un síndrome consistente en hipertensión, hiperglicemia e hiperuricemia; posteriormente, en 1947, Vague llama la atención sobre la distribución de la obesidad en el trastorno metabólico, sin embargo, no es hasta la década de los ochenta en que adquiere mayor interés. En 1988, Reaven describe un síndrome que se basa en un conjunto de anormalidades con mayor riesgo cardiovascular y propone el término de síndrome X; se refiere a la resistencia a la insulina como el común denominador, así como a la hipercoagulabilidad, los estados proinflamatorios y la microalbuminuria[14].

A lo largo de los años se añaden otros componentes a la definición de este síndrome, a la vez que comienza a recibir nuevas denominaciones como fueron la de Síndrome X plus, Cuarteto mortífero, Síndrome plurimetabólico, Síndrome de insulinorresistencia

(RI), Síndrome de OROP (dislipidemia, resistencia a la insulina, obesidad e hipertensión arterial, por sus siglas en inglés) y otros[13, 15, 16]. En 1998, un grupo consultor de la OMS propone que se denomine Síndrome Metabólico y sugiere una definición de trabajo que se convierte en la primera designación unificada del mismo[17].

Este síndrome se caracteriza por la presencia de insulinorresistencia e hiperinsulinismo compensador asociados a trastornos del metabolismo hidrocarbonato, cifras elevadas de presión arterial, alteraciones lipídicas (hipertrigliceridemia, descenso del colesterol-lipoproteína de alta densidad (cHDL), presencia del colesterol-lipoproteína de baja densidad tipo B, aumento de ácidos grasos libres y lipemia postprandial) y obesidad, con un incremento de la morbimortalidad de origen ateroesclerótico, aunque aún no se ha determinado con certeza el riesgo absoluto conferido por el SM en las diferentes poblaciones[17].

Por otra parte, la resistencia a la insulina (RI) se define, clínicamente, como la incompetencia de una determinada concentración de insulina para conseguir el control de la glucosa en sangre. La RI es la base fisiopatológica de la Diabetes Mellitus pero no unifica a todos los aspectos etiológicos del SM; es una anormalidad celular compleja que implica fundamentalmente a los tejidos adiposo, hepático y muscular esquelético. En sus aspectos etiológicos, además de la susceptibilidad genética se involucran la presencia de otros factores ambientales[18]:

- Obesidad central o abdominal.

- Sedentarismo.

- Dieta hipercalórica (rica en grasas y carbohidratos).

- Tabaquismo.

Otros factores relacionados con la RI y el SM son:

- Hiperuricemia o gota.

- Hipercoagulabilidad y defectos de la fibrinolisis.

- Hiperleptinemia o resistencia a la leptina.

- Y también: homocisteína (papel controvertido en la RI), leucocitosis, elevación del volumen de sedimentación globular (VSG), hiperandrogenismo, hígado graso, cálculos biliares, osteoporosis, acantosis nigricans, síndrome del ovario poliquístico.

En la actualidad, a nivel internacional no existe un criterio único para definir el SM. Desde la aparición de su primera definición oficial, hasta la actualidad, han surgido disímiles propuestas con el objetivo de identificar a los individuos que lo presentan y de estimar su prevalencia en diferentes poblaciones. Esos conceptos muestran diferencias, no solo con relación a los componentes que se proponen para su diagnóstico, sino también con respecto a los puntos de corte fijados para cada uno de ellos [17,19,20,21]. En la literatura consultada se encuentran cinco grupos de criterios, propuestos por organismos internacionales o locales de expertos, para el diagnóstico del SM; estos son los siguientes:

1. World Health Organization (Organización Mundial de la Salud, OMS)[17]

2. European Group for Study of Insulin Resistance (EGIR)[22]

3. National Cholesterol Education Programme (NCEP-ATP III)[23]

4. International Diabetes Federation Consensus Panel (IDF)[24]

5. American College of Endocrinology (ACE)[25]

Todas las definiciones, de los organismos anteriormente citados, tienen en común el agrupar una serie de anormalidades en un mismo individuo, que le imprimen un mayor riesgo de diabetes y de enfermedad cardiovascular, teniendo como base la resistencia insulínica [16,18,20]. A continuación se describen los diferentes criterios diagnósticos establecidos por dichas organizaciones.

Organización Mundial de la Salud

En el año 1998 la OMS establece una definición provisional del SM que aún mantiene vigencia. Esta definición considera a la microalbuminuria como un elemento de considerable valor predictivo del riesgo cardiovascular (RCV) [17]. La utilización de esta definición del SM demanda realizar estudios del laboratorio no siempre disponibles, por su alto costo y complejidad técnica como es la evaluación de la Resistencia Insulínica. Por esa razón, en la actualidad tiene poca aplicación en la práctica médica diaria y su uso generalmente se circunscribe a las investigaciones científicas.

European Group for Study of Insulin Resistance (EGIR)

A continuación de la definición de la OMS, en 1999, el Grupo Europeo para el Estudio de la Resistencia a la Insulina realiza un comentario proponiendo excluir a la DM entre los criterios diagnósticos del SM. Posteriormente, en el año 2002, este grupo publica su versión modificando los criterios de la OMS.

Las principales diferencias de los criterios establecidos por este grupo europeo[22], con relación a los de la OMS[18], están dadas porque el mismo se diseña para utilizarse solamente en los pacientes no diabéticos. Al considerar el hiperinsulinismo en ayunas como el criterio obligatorio único para establecer el diagnóstico del SM en esos casos, sin requerir la medida de la sensibilidad a la insulina ligada a condiciones euglicémicas, lo convierte en un instrumento de mayor utilidad para las investigaciones epidemiológicas.

Sin embargo, al requerirse la cuantificación de la insulinemia, técnica solamente disponible en laboratorios especializados, al igual que para los criterios de la OMS, se dificulta su utilización en la asistencia médica sistemática. Por otra parte, en los criterios del EGIR se elevan ligeramente los puntos de corte para los niveles de los lípidos sanguíneos, por lo que algunos casos considerados con SM según los criterios de la OMS quedan excluidos al aplicarle los criterios del EGIR; lo mismo sucede para la circunferencia abdominal en el sexo masculino, y lo contrario ocurre para el sexo femenino, debido a las modificaciones que establece en los niveles de esa variable para considerar la obesidad abdominal.

National Cholesterol Education Programme (NCEP-ATP III)

En el año 2001, en el Tercer Reporte del Programa de Educación sobre el Colesterol, el Panel de Expertos en Diagnóstico, Evaluación y Tratamiento de la Hipercolesterolemia en Adultos (Third Report of the National Cholesterol Education Program -NCEP- Expert Panel on Detection, Evaluation, and Treatment of High Blood Cholesterol in Adults -ATP III-) propone nuevos criterios diagnósticos para el SM. Estos se basan en la presencia de tres o más de las siguientes alteraciones: obesidad abdominal, presión arterial elevada, glucosa plasmática en ayunas aumentada, triglicéridos sanguíneos elevados y cHDL disminuido en sangre. Posteriormente, en el año 2005, esos criterios se revisan y se reduce el nivel de glicemia de 6,1 a 5,6 mmol/L en concordancia con el límite normal de glicemia en ayunas establecido por la Asociación Americana de Diabetes[23].

Los criterios de la NCEP-ATP III revisados son unos de los más utilizados en la actualidad[23]. Como se expresa anteriormente, para el diagnóstico del SM se considera la presencia de al menos tres de cualquiera de los siguientes elementos:

1. Obesidad abdominal: diámetro de cintura en los hombres >102 cm y en las mujeres >88 cm.

2. Presión arterial: valores ≥130/85 mmHg para ambos sexos, o que esté recibiendo tratamiento antihipertensivo.

3. Triglicéridos en ayuna: valores sanguíneos ≥1,70 mmol/L (≥150 mg/dl), o que esté recibiendo tratamiento farmacológico para la hipertrigliceridemia.

4. c-HDL en ayuna: valores sanguíneos <1,04 mmol/L (<40 mg/dl) en los hombres y <1,29 mmol/L (<50 mg/dl) en las mujeres, o que esté recibiendo tratamiento farmacológico para la hipercolesterolemia.

5. Glicemia en ayuna: valores plasmáticos ≥5,6 mmol/L (≥100 mg/dl) para ambos sexos; o que esté con un diagnóstico previo y adecuado de Diabetes Mellitus o de alteración a la tolerancia de la glucosa, encontrándose o no bajo un régimen terapéutico hipoglicemiante medicamentoso o no medicamentoso.

La cifra del perímetro de cintura se ha modificado para Latinoamérica; se extrapolan las mensuraciones aplicadas a la población asiática, considerándose anormal valores >90 cm en el hombre y >80 cm en la mujer [17]. No obstante, la mayoría de los autores consideran que se debe continuar utilizando los niveles establecidos y modificados por la

NCEP-ATP III; esto permite comparar las investigaciones que se realizan en diversas regiones del mundo, teniendo en cuenta que los criterios de esta organización figuran entre los más utilizados debido a su utilidad práctica y eminentemente clínica; a ello se asocia la sencillez para realizar los exámenes de laboratorio que se requieren, lo que a diferencia de los criterios del grupo de trabajo de la OMS, la convierte en una factible herramienta aplicable en los estudios de pesquisaje masivo[15,18].

Álvarez CA y col. [26], basados en estudios de prevalencia del SM en población española utilizando diferentes criterios diagnósticos, plantean que aunque los principios del NCEP-ATP III son fáciles de aplicar en la consulta diaria en atención primaria, se deben realizar estudios epidemiológicos para conocer su correlación con la resistencia a la insulina. Esto permite unificar criterios a la hora de su definición, base fundamental para los estudios de prevalencia del SM en distintas poblaciones, ya que de esta forma, con un tratamiento adecuado, se puede disminuir la morbimortalidad cardiovascular en una determinada población.

International Diabetes Federation Consensus Panel (IDF)

Debido al enorme impacto del SM sobre la salud pública, en los últimos años se realizan importantes investigaciones que originan avances en el conocimiento de este complejo síndrome. Las dificultades antes apuntadas, con relación a la existencia de múltiples definiciones y los inconvenientes que traen al pretender establecer comparaciones con los resultados obtenidos en los diferentes estudios realizados, lleva a la Federación Internacional de Diabetes a elaborar una nueva definición que tenga alcance universal. La nueva definición de consenso se presenta por la IDF durante el Primer Congreso Internacional de Prediabetes y Síndrome Metabólico, celebrado en Berlín, Alemania, en abril de 2005[24].

Esta definición comparte la mayoría de los criterios del NCEP-ATP III, pero en ella se instituye a la obesidad abdominal como condición indispensable, a la que se deben de asociar al menos otros dos criterios para establecer el diagnóstico del SM.

La propuesta de este grupo toma en cuenta tanto las particularidades clínicas como los más recientes resultados científicos y establece criterios diagnósticos aplicables en diferentes contextos. Además, ofrece parámetros adicionales para los estudios epidemiológicos y de investigación. El grupo de consenso de la IDF estableció parámetros adicionales que deben emplearse en estudios investigativos para determinar su capacidad de pronosticar la enfermedad cardiovascular o la diabetes. Estas investigaciones también permiten ajustar aun más la definición de SM y validar la nueva definición clínica en diferentes grupos étnicos [21,24]. Sin embargo, Assmann G y col. [27], comparando los criterios de la NCEP-ATP III y la IDF en poblaciones europeas y norteamericanas, encuentran que los de los de la IDF tienen un bajo poder predictivo para eventos coronarios.

American College of Endocrinology (ACE)

En el año 2003, el Colegio Americano de Endocrinología publica los criterios que consideran de mayor importancia para el diagnóstico del SM [25]. Al igual que en la definición dada por el EGIR, en esta se excluye a la DM tipo 2, y se le presta mayor importancia al resto de los criterios que considera la NCEP-ATP III; sin embargo, en la literatura revisada se encuentran escasas publicaciones que hacen referencia al uso de los criterios del ACE [16,28].

Entre tantas definiciones el médico de la Atención Primaria de Salud (APS) que se encuentra directamente frente a su población se pregunta qué criterios utiliza para clasificar a sus pacientes con

Síndrome Metabólico o no. En el concenso cubano se propone utilizar los criterios del ATPIII o NECP. Sin embargo las cifras utilizadas para el diagnóstico de la obesidad central, uno de los pilares del diagnóstico y a criterio del autor el más importante, pues desde el punto de vista fisiopatológico es el eje del problema, son obtenidas como puntos de corte de estudios realizados con poblaciones no cubanas, ni siquiera centroamericanas.

Se conoce que los latinoamericanos, y en especial los cubanos, se caracterizan por el mestizaje, y desde el punto de vista antropométrico no pueden equipararse a otras razas menos mezcladas. Por lo que se hace necesario desarrollar estudios nacionales de población para establecer puntos de corte propios y realizar un concenso sobre este aspecto para dar a los médicos cubanos el criterio nacional de obesidad central.

Resulta difícil realizar estudios de laboratorio a toda la población (estudios lipídicos y metabólicos). No todos los laboratorios del país cuentan con la posibilidad de medir HDL colesterol, la mayoría solo cuentan con colesterol y triglicéridos o con la prueba de frío, por lo que constituye uno de los criterios que se deben desechar. La glucemia y la Prueba de Tolerancia a la Glucosa oral (PTG-o) no deben ser indicadas de forma indiscriminada o rutinaria. Quedan solo la identificación de la Obesidad y de la Hipertensión Arterial.

A criterio del autor se debe incluir la identificación de la Acantosis nigricans como signo indirecto de insulinorresistencia, pues su diagnóstico es fácil, rápido, se puede hacer de rutina, es poco costoso, permite identificar los factores de riesgo cardiovasculares en poco tiempo y de forma eficaz, e incluir en el pesquisaje todos los factores y no solo los que se incluyen en el Síndrome metabólico.

No todos los pacientes con afecciones cardiovasculares cumplen con los criterios de Síndrome Metabólico. Se sabe que aquellos que cumplen con los criterios son propensos a padecer de Cardiopatía isquémica, y es muy bueno identificarlos y tratarlos para disminuir su riesgo. Pero la cuestión no es si el paciente tiene mayor o menor riesgo, sino identificar en si tiene o no tiene riesgo. Una vez detectados los mismos, tratarlos. La idea no es esperar a que la población se convierta en pacientes, sino la pesquisa activa que es lo que marca la diferencia del sistema de salud cubano.

Un adulto aparentemente sano no acude a la consulta del médico de familia a menos que comience con síntomas de cualquier índole, esto generalmente ocurre después de los 40 años. Esta década de la vida es precisamente donde se ha detectado la mayor prevalencia de Síndrome Metabólico y después de la quinta década la mayor prevalencia de Cardiopatía isquémica. Por lo que en la cuarta década si el Síndrome Metabólico es diagnosticable, es porque la disfunción endotelial, la inflamación y la insulinorresistencia están establecidas, luego el daño aunque se pueda tratar ya se ha hecho presente en un período mínimo previo de 10 años o más, lo cual nos remite a la tercera década o antes, en el que clasifica como adulto sano o aparentemente sano.

No se debe esperar a que este individuo se convierta en enfermo si se puede emprender precozmente la labor preventiva. Hay que ir mucho más allá, desde un enfoque pedagógico y sociocultural, a influir en el adolescente que ya despunta con malos hábitos dietéticos inculcados por la familia, que tiene además predisposición genética; al niño que se maneja inadecuadamente desde el punto de vista nutricional y con hábitos sedentarios e incluso a la embarazada y al lactante. En conclusión a todos los grupos de edades de la población.

Es importante insistir en el grupo de personas que se dispensarizan como aparentemente sanas y que se mueven en un entorno agresivo de factores externos condicionados por una base genética innegable y en los cuales ya influyen negativamente la obesidad e insulinorresistencia, unidas a otros factores de riesgo.

Conclusiones

1- Los pacientes con Síndrome Metabólico tienen una mayor probabilidad de enfrentar problemas de índole psicosocial, en relación con individuos que no experimentan la existencia de un padecimiento crónico.

2- El Síndrome Metabólico representa un desafío desde los contextos científico, tecnológico, biopsicosocial, cultural, económico, laboral, filosófico, pedagógico, político y de género.

3- El diagnóstico precoz de Síndrome Metabólico constituye una necesidad social en la Atención Primaria de Salud, para elevar la calidad de vida de la población.

Recomendaciones

1- A los profesionales médicos, profundizar en otras aristas del problema que representa el Síndrome Metabólico, con el propósito de elevar la calidad de vida de la población.

2- A los profesionales médicos, desarrollar investigaciones y estudios de intervención que aborden el problema desde un enfoque más integral.

3- Generalizar esta investigación a todos los estudiantes y profesionales de las Ciencias Médicas, con el objetivo de reflexionar en torno a la necesidad social que representa el diagnóstico precoz del Síndrome Metabólico en la Atención Primaria de Salud.

Referencias Bibliográficas

1. Ford E, Giles WH, Dietz WH. Prevalence of the Metabolic
   Syndrome among US adults findings from the Third National
   Health and Nutrition Examination Survey. JAMA. 2002;287(3):56-
   9. PubMed; PMID: 11790215.

2. Vicario A, Cerezo GH, Zilberman, Del Sueldo M. Prevalencia del
   síndrome metabólico en la consulta cardiológica y utilidad de la
   percepción médica como herramienta diagnóstica. Estudio
   CARISMA (Caracterización y Análisis del Riesgo en Individuos
   con Síndrome Metabólico en la Argentina). Rev Fed Arg Cardiol
   [Internet]. 2011 [citado 10 Nov 2011];40(2):152-7. Disponible en:
   http://www.fac.org.ar/1/revista/11v40n2/art_orig/arorig03/vicario.p
   df

3. Fernando M, Ossa M, Trespalacios E, Abuabara Y, Lujan M.
   Prevalencia de síndrome metabólico en el municipio de Arjona,
   Colombia. Rev Colomb Cardiol [Internet]. 2008 [citado 13 Nov
   2011];15(5):215-22. Disponible en:
   http://www.scc.org.co/REVISTASCC/v15/v15n5/pdf/v15n5a3.pdf

4. Kunstmann S. Síndrome Metabólico y Riesgo Cardiovascular.
   Rev. Med Clin Condes. 2008;19(1):40-6.

5. Kawano Y, Ogihara T, Saruta T, Goto Y, Ishii M. Association of blood pressure control and metabolic syndrome with cardiovascular risk in elderly Japanese: JATOS Study. Am J Hypertens. 2011;24(11):1250-6. PubMed; PMID: 21814293.

6. Rodríguez A, García P, Reviriego J, Serrano M. Prevalencia del síndrome metabólico y grado de concordancia en su diagnóstico en pacientes con diabetes mellitus tipo 2 en España. Endocrinol Nutr. 2010;57(2):60-70. PubMed; PMID: 20153706.

7. Rodríguez AL, Sánchez M, Martínez L. Síndrome metabólico. Rev Cubana Endocrinol [Revista en Internet]. 2002 [Citada: 22 de junio de 2011];13(3): [aprox. 12 p.]. Disponible en: http://scielo.sld.cu/ scielo.php?script=sci_arttext&pid=S1561-29532002000300008&lng=es&nrm=iso&tlng=es.

8. Benet Rodríguez M, Cabrera Núñez R, Castillo Sardiñas P, Poll Cañizares Y, Suaréz Y. Prevalencia de síndrome metabólico en los trabajadores de la Facultad de Ciencias Médicas de Cienfuegos. Medisur [Revista en Internet]. 2005 [Citada: 22 de junio de 2011];3(2): [aprox. 9 p.]. Disponible en: http:// www.medisur.sld.cu/index.php/medisur/article/ view/104.

9. Morejón Giraldoni A, Benet Rodríguez M, Díez y Martínez de la Cotera E, García Torres D, Salas Rodríguez V, Ordúñez García P. Síndrome metabólico en un área de salud de Cienfuegos. Segunda medición de CARMEN. Revista Finlay [Serie en Internet]. 2011; [Citada: 21 de junio de 2011]; 1(1): [aprox. 12 p.]. Disponible en: http:// www.revfinlay.sld.cu/index.php/finlay/article/ view/24.

10. Nuñez J. J. Ciencia Tecnología y Sociedad. Problemas sociales de la ciencia y la tecnología. GESOCYT. Editorial Félix Varela. La Habana, Cuba. P (83-114). 1994.

11. Nuñez J. J. Ciencia Tecnología y Desarrollo Social. Diplomado Gestión del Posgrado y las Investigaciones Científicas en la Universidad. Editorial Félix Varela. La Habana, Cuba. 1997.

12. González Pérez U. El concepto de calidad de vida y la evolución de los paradigmas de las ciencias de la salud. Rev Cubana Salud Pública [Internet]. 2002 [citado 3 May 2014];28(2). Disponible en: http://scielo.sld.cu/scielo.php?script=sci_arttext&pid=S0864-34662002000200006

13. Alberti G, Zimmet P, Shaw J. Metabolic syndrome: a new world-wide definition. A Consensus Statement from the International

Diabetes Federation. Diabet Med. 2006;23:469-80. PubMed; PMID: 16681555.

14. Reaven GM. Banting lecture 1988. Role of insulin resistance in human disease. Diabetes. 1988;37:1595-607. PubMed; PMID: 3056758.

15. Alberti KG, Zimmet P, Shaw J, IDF Epidemiology Task Force Consensus Group. The metabolic syndrome: a new worldwide definition. Lancet. 2005;366 (9491):1059-62. PubMed; PMID: 16182882.

16. Kunstmann S. Síndrome Metabólico y Riesgo Cardiovascular. Rev. Med Clin Condes. 2008;19(1):40-6.

17. Alberti KG, Zimmet PZ. Definition, diagnosis and classification of diabetes mellitus and its complications. Part 1: diagnosis and classification of diabetes mellitus provisional report of a WHO consultation. Diabet Med. 1998;15(7):539-53. PubMed; PMID: 9686693.

18. Alonso AA. Síndrome Metabólico [Internet]. Fisterra. Guías Clínicas 2008;8(44). Disponible en:

www.fisterra.com/guias2/Smetabolico.asp Guías Clínicas/

19. Vindas G. Síndrome Metabólico. Rev Med Costa Rica y Centro América. 2006;LXIII(575):779.

20. Rodríguez A, García P, Reviriego J, Serrano M. Prevalencia del síndrome metabólico y grado de concordancia en su diagnóstico en pacientes con diabetes mellitus tipo 2 en España. Endocrinol Nutr. 2010;57(2):60-70. PubMed; PMID: 20153706.

21. Definición mundial de consenso para el síndrome metabólico. Rev Panam Salud Pública [Internet]. 2005 [citado 13 Nov 2011];18(6):451-4. Disponible en: http://www.scielosp.org/scielo.php?pid=S1020498920050010000 13&script=sci_arttext&tlng=es

22. Balkau B, Charles MA, Drivsholm T, Borch-Johnsen K, Wareham N, Yudkin JS, et al. Frequency of the WHO metabolic syndrome in European cohorts, and alternative definition of an insulin resistance syndrome. Diabetes Metab. 2002;28:364-76. PubMed; PMID: 12461473.

23. Grundy SM, Cleeman JI, Daniels SR, Donato KA, Eckel RH, Franklin BA, et al. Diagnosis and management of the metabolic syndrome: an American Heart Association/National Heart, Lung, and Blood Institute Scientific Statement. Circulation [Internet].

2005 [citado 13 Nov 2011];112:2735-52. Disponible en:

http://circ.ahajournals.org/content/112/17/2735.full

24. Zimmet P, Alberti G, Shaw J. A new IDF worldwide definition of the metabolic syndrome: the rationale and the results. Diabetes Voice. 2005;50(3):31-3.

25. Einhorn D, Reaven GM, Cobin RH, Ford E, Ganda OP, Handelsman Y, et al. American College of Endocrinology position statement on the insulin resistance syndrome. Endocr Pract. 2003;9(3):237-52. PubMed; PMID: 12924350.

26. Álvarez CA, López FV, Suárez GS, Arias GT, Prieto DM, Díaz GL. Differences in the prevalence of metabolic syndrome according to the ATP-III and WHO definitions. Med Clin (Barc). 2005;124(10):368-70. PubMed; PMID: 15766506.

27. Assmann G, Guerra R, Fox G, Cullen P, Schulte H, Willett D, et al. Harmonizing the definition of the metabolic syndrome: comparison of the criteria of the Adult Treatment Panel III and the International Diabetes Federation in United States American and European populations. Am J Cardiol. 2007;99:541-4. PubMed; PMID: 17293200.

28. Jover A, Corbella E, Muñoz A, Millán J, Pintó X, Mangas A, et al. Prevalence of metabolic syndrome and its components in patients with acute coronary syndrome. Rev Esp Cardiol. 2011;64(7):579-86. PubMed; PMID: 21640461.

Índice

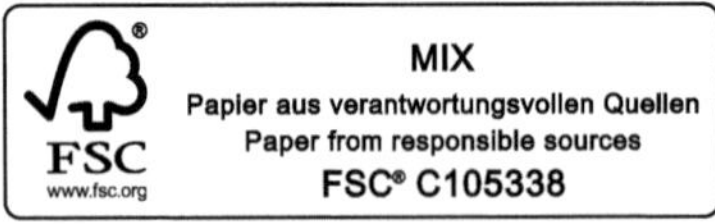

Printed by Books on Demand GmbH, Norderstedt / Germany